DES CONDITIONS SANITAIRES DES OUVRIERS DES GRANDS CHANTIERS

PAR

LE Dr GUSTAVE DROUINEAU

CHIRURGIEN-ADJOINT DES HOSPICES CIVILS,
VICE-PRÉSIDENT DE LA SOCIÉTÉ DE MÉDECINE ET DE CHIRURGIE DE LA ROCHELLE,
SECRÉTAIRE DU CONSEIL DÉPARTEMENTAL D'HYGIÈNE PUBLIQUE,
MEMBRE DE LA SOCIÉTÉ DE MÉDECINE PUBLIQUE DE PARIS, DE LA SOCIÉTÉ FRANÇAISE D'HYGIÈNE, DE LA SOCIÉTÉ DE MÉDECINE PUBLIQUE DE BORDEAUX,
CORRESPONDANT DE LA SOCIÉTÉ ROYALE DE MÉDECINE PUBLIQUE DE BRUXELLES, DE LA SOCIÉTÉ DE MÉDECINE DE LYON, DE VARSOVIE, ETC.

PARIS

G. MASSON, ÉDITEUR

LIBRAIRE DE L'ACADÉMIE DE MÉDECINE

120, BOULEVARD SAINT-GERMAIN, EN FACE L'ÉCOLE DE MÉDECINE

1881

DES CONDITIONS SANITAIRES

DES

OUVRIERS DES GRANDS CHANTIERS

LA ROCHELLE, TYP. A. SIRET,

RUE DE L'ESCALE, 23.

DES

CONDITIONS SANITAIRES

DES OUVRIERS

DES GRANDS CHANTIERS

PAR

LE Dr GUSTAVE DROUINEAU

CHIRURGIEN-ADJOINT DES HOSPICES CIVILS,
VICE-PRÉSIDENT DE LA SOCIÉTÉ DE MÉDECINE ET DE CHIRURGIE DE LA ROCHELLE,
SECRÉTAIRE DU CONSEIL DÉPARTEMENTAL D'HYGIÈNE PUBLIQUE,
MEMBRE TITULAIRE DE LA SOCIÉTÉ DE MÉDECINE PUBLIQUE DE PARIS. DE LA SOCIÉTÉ FRANÇAISE D'HYGIÈNE, DE LA SOCIÉTÉ DE MÉDECINE PUBLIQUE DE BORDEAUX,
MEMBRE CORRESPONDANT DE LA SOCIÉTÉ ROYALE DE MÉDECINE PUBLIQUE DE BRUXELLES,
DE LA SOCIÉTÉ DE MÉDECINE DE LYON, DE VARSOVIE, ETC.

PARIS

G. MASSON, ÉDITEUR

LIBRAIRE DE L'ACADÉMIE DE MÉDECINE

120, BOULEVARD SAINT-GERMAIN, EN FACE L'ÉCOLE DE MÉDECINE

—

1881

DES

CONDITIONS SANITAIRES

DES OUVRIERS

DES GRANDS CHANTIERS

Au moment de réaliser le programme tracé par M. de Freycinet et d'entreprendre en France de grands travaux publics, il était naturel de voir soulever l'intéressante question d'hygiène publique et sociale qui en découlait. Et, en effet, alors que les travaux s'ouvrent à peine et que la mise en pratique des magnifiques projets de l'ancien Ministre des travaux publics est à son aurore, surgissent de toutes parts les préoccupations des hygiénistes et des administrateurs relativement aux conditions sanitaires que vont faire naître ces travaux pour l'ouvrier d'abord et aussi pour la population elle-même. Tandis que la Société de médecine publique est saisie de la question par le Dr Gibert pour les travaux à effectuer pour le canal de Tancarville, l'Académie de médecine est appelée par le Ministre à donner son avis sur les conditions sanitaires des ouvriers. — « Cette question, dit le Ministre, » intéresse au plus haut degré mon département, » à raison des importantes entreprises déjà en- » gagées ou qui vont l'être à bref délai sur le » littoral maritime. Il s'agit des mesures de » précautions à prendre et des soins à donner » aux ouvriers malades lorsque des travaux » s'exécutent dans des terrains marécageux ou » dans des alluvions maritimes de formation » récente. »

Ici, on le voit, c'est la question d'hygiène qui est soulevée, et c'est pour ainsi dire la seule en cause. Elle a en effet un intérêt immense et rien n'est plus légitime que la préoccupation du Ministre et rien n'est plus digne de la sollicitude de la savante compagnie à laquelle il s'adresse.

Mais il m'a semblé que la question avait quelque intérêt à s'étendre ; quelque grande que soit l'influence fâcheuse des terrains marécageux, il n'est pas que cette seule cause qui rende intéressante la situation de l'ouvrier ; l'emploi des machines, l'hygiène générale des hommes employés à ces grands travaux publics, l'ingérance des sociétés financières d'assurances ont une part d'action qu'il n'est pas bon de mettre de côté et qu'on doit au contraire signaler à l'attention générale.

A dire vrai, la question est assez neuve, car si jusqu'à ce jour l'hygiène professionnelle et industrielle a été beaucoup étudiée et est tous les jours encore l'objet de la plus vive sollicitude, les grands travaux publics n'ont pas eu le même privilège. Cependant les travaux récemment exécutés pour le percement des Alpes ont montré quel rôle important y joue l'hygiène et l'étude minutieuse de la maladie des ouvriers du Saint-Gothard et l'histoire de l'*anyklostome duodenal* ont amené les hygiénistes italiens en particulier à formuler d'une manière précise les conditions hygiéniques fâcheuses que supporte l'ouvrier dans de semblables entreprises et les moyens d'y remédier.

Les travaux qui vont être entrepris en France n'ont pas à coup sûr les mêmes inconvénients, mais la santé publique d'une part et de l'autre la préservation de ce capital si fécond, le travail humain, font un devoir de ne pas négliger les enseignements du passé et de tout mettre en œuvre pour améliorer la situation de l'ouvrier au point de vue hygiénique et social.

La question soulevée par le Ministre et qu'on peut considérer actuellement comme à l'ordre du jour, sera évidemment plus promptement et mieux résolue si partout où des travaux s'exécutent ou doivent être exécutés, l'étude est faite des conditions sanitaires de l'ouvrier ; car ces conditions varieront en effet avec les lieux mêmes et conserveront toujours un caractère particulier et local. C'est donc non en vue de résoudre la question dans son ensemble, mais afin d'exprimer ce qu'elle a d'intéressant dans notre région que j'ai entrepris cette étude.

Pour base de mes observations, j'ai l'expérience acquise dans des travaux dont j'ai eu la mission d'assurer le service médical ; c'est 1° la construction de la ligne des chemins de l'État, section de la Rochelle, qui a traversé des marais et des sables et nécessité de grands travaux de terrassements ; 2° la construction du bassin de jonction du canal de Marans à la mer, travaux en cours d'exécution et dont j'ai pu relever exactement pendant dix-sept mois déjà (*) les diverses circonstances sanitaires ou morbides.

Mêlé ainsi en dehors des conditions ordinaires de ma profession à la vie de l'ouvrier des grands chantiers, j'ai pu en étudier les traits principaux dans notre pays et je crois de mon devoir de faire connaître mes observations sur ce sujet et d'apporter ainsi ma pierre à l'édifice que l'hygiène publique élève en ce moment.

(*) Cette étude était présentée en mai 1881 à la Société de médecine publique (Paris).

I

De l'ouvrier des grands chantiers.
Son origine. – Sa vie. – Ses habitudes.
Hygiène générale.

Dès que des travaux importants sont ouverts, arrivent de différents côtés des ouvriers et cet accroissement de la population ouvrière est évidemment d'autant plus sensible que le travail est plus considérable. Cette population ouvrière, nomade, constitue la plus grande part des travailleurs d'une entreprise, mais non la totalité.

En effet, quand une entreprise se met à l'œuvre, elle ne fait pas appel à un seul corps de métier, mais à beaucoup ; les ouvriers du pays trouvent là le plus souvent des salaires supérieurs à ceux de la localité, et n'hésitent pas à offrir leurs services pour peu qu'ils y trouvent un bénéfice quelque minime qu'il soit. Pour certains corps d'état, maçons, tailleurs de pierres, menuisiers, charpentiers, etc., beaucoup d'ouvriers du pays et de la localité viennent donc chercher de l'ouvrage. Pour les travaux de terrassement les journaliers, la population ouvrière la moins heureuse, viennent s'offrir comme manœuvres, hommes de peine, etc. Enfin, suivant l'époque de l'année et les besoins, la population agricole fournit aussi son contingent, contingent important quand les circonstances modifient comme aujourd'hui dans nos pays les conditions de la culture. La terre déjà si délaissée, va le devenir encore bien plus maintenant que le phylloxéra et la pyrale ont ravagé beaucoup de nos vignobles.

Parmi cette population ouvrière, composée, on le comprend, d'éléments assez divers et de provenance variable, il nous faut envisager surtout cette portion nomade, adonnée pour ainsi dire aux grands travaux publics et allant les chercher là où ils sont ; la construction de nos lignes de fer a été principalement l'origine de cette population qui a reçu un nom bien connu de tous ceux qui ont vu de près ces ouvriers, on les appelle des *cheminots*. Quelques-uns d'entre eux déjà vieux dans la carrière, vivent en famille, s'installant complètement là où ils viennent travailler; beaucoup s'attachent à un entrepreneur et le suivent dans ses diverses entreprises ; les plus ordonnés, les plus travailleurs de ceux-là, deviennent des chefs de chantier, et prennent plus tard, comme tâcherons, de petites entreprises sur lesquelles ils peuvent arriver à gagner de l'argent. Quelques fortunes ouvrières n'ont pas eu d'autre origine et il est bon de le faire savoir, car si cet avenir ne peut appartenir à tous, il est au moins possible ; avec de l'intelligence, du travail et une bonne santé, ce rêve peut, pour quelques-uns, devenir une réalité. D'autres, et c'est le plus grand nombre, célibataires, jeunes, vivent dans des auberges ou des garnis et s'installent, suivant leurs ressources et leur convenance, plus ou moins près du chantier.

Là encore il est facile de saisir les nuances qui séparent cette catégorie de travailleurs. En effet, suivant leurs tendances, leurs habitudes, ils se placent, les uns dans des auberges, bruyantes, tapageuses, où l'on consomme beaucoup, où l'on chante, où l'on s'amuse; les autres préfèrent des endroits plus calmes et cherchent avec moins de tapage, plus de tranquillité et de confortable. Quelques-uns se groupent entre *Pays*, et cet amour du clocher est souvent supérieur à toutes les autres convenances personnelles et fait vivre ainsi côte à côte des gens entièrement séparés par les goûts et les habitudes ; l'âge seul corrige ce sentiment très respectable à coup sûr, mais qui a souvent l'inconvénient de mettre en contact dans la jeunesse des natures bonnes, excellentes, éloignées du vice et de la débauche et des natures déjà dégradées et absolument incorrigibles qui n'ont pas de plus grande satisfaction que de perdre les autres avec elles. Conséquence fâcheuse de l'amour du pays et qui n'a jamais eu, que je sache, d'effet inverse.

Il y a encore les solitaires qui prennent dans une famille pension et abri et qui vivent ainsi un peu de la vie de famille. Ceux-là sont plus rares et sont toujours, qu'ils soient jeunes ou vieux, de bons sujets et peu enclins à la débauche. Ceux-là encore font les dimanches et jours chômés à la façon des ouvriers de la ville , revêtant des habits propres, prenant soin d'eux-mêmes et cherchant d'honnêtes et paisibles distractions.

C'est cette population composée , on le voit, d'éléments assez divers que les grands travaux publics amènent à un même moment sur le même point.

Cette variété d'origine expliquera déjà qu'il doit se produire parmi eux des résistances différentes à la fatigue et à la maladie. Non-seulement les hommes , ouvriers de la ville ou de la campagne , peu habitués à manier constamment la pelle , la pioche ou la brouette , mais les cheminots eux-mêmes après une interruption de travail un peu longue , doivent peu à peu s'entraîner véritablement pour résister ensuite sans peine à la fatigue journalière. Beaucoup , sinon tous, ressentent des douleurs lombaires et dorsales , avec contraction pénible des masses musculaires et quelques-uns sont forcés de prendre quelques jours de repos , impuissants qu'ils sont à faire aucun mouvement. Ceux-là ont le *mouton* , comme les ouvriers appellent entre eux cette sorte de lombago dorso-lombaire absolument spéciale , en effet, aux ouvriers employés aux terrassements.

Cette résistance à la fatigue, variable suivant l'habitude du travail et l'entraînement, est encore modifiée par le genre de vie de l'ouvrier et ses habitudes.

On sait que généralement l'alimentation de l'ouvrier

pèche plutôt par insuffisance que par excès et la raison en est dans la cherté des vivres et la modicité des salaires ; mais l'ouvrier des grands chantiers pèche plus encore que tout autre de ce côté. Il vit dans des auberges où la cuisine laisse à désirer à tous les points de vue , et comme qualité et comme quantité ; le pain est sa grande ressource et il en consomme beaucoup. Les boissons ne viennent malheureusement pas corriger cette influence fâcheuse d'une alimentation souvent insuffisante, mais bien y ajouter leur part de conditions fâcheuses. Le vin, fourni dans ces restaurants de dernier ordre , a subi tant de métamorphoses avant d'être livré au consommateur, qu'il est peut-être injuste de le qualifier de vin , même dans nos pays. Les vins blancs de pays , généralement peu utilisés pour la consommation, vu leur goût et leur acidité, semblent des vins de premiers crus à côté des vins aigris, piqués, qu'on distribue sans pitié à ces estomacs en général peu délicats. Les vins rouges de pays n'entrent pas dans ces débits, vu leur prix élevé, et ceux qu'on y débite sont des produits fabriqués de toutes pièces, soit avec des vins d'Espagne , soit avec des vins d'autres provenances, et cette cuisine peu hygiénique se fabrique non-seulement chez le marchand de vin , mais même chez le propriétaire , qui décore du nom de vins de pays des coupages dont seul il sait la formule, mais dans lesquels des experts habiles savent reconnaître des produits fort éloignés et surtout des alcools de toute nature.

L'ouvrier de la ville et de la campagne , s'il n'est

pas trop éloigné du chantier, devrait trouver dans sa demeure et son logis des conditions meilleures et en général aussi une meilleure alimentation. Cependant, ici encore, mes observations personnelles m'ont permis de constater que dans bien des cas le journalier de la ville ou du pays, qui vient chercher de l'ouvrage dans les grands travaux publics, est misérable et ne trouve pas chez lui des conditions meilleures d'alimentation, bien au contraire ; le salaire de la semaine doit entretenir toute la famille et faire vivre à la fois la femme et les enfants. Ici ce n'est plus comme boisson alimentaire, le vin naturel piqué ou aigri, ou le vin frelaté qui est consommé, mais bien une boisson faite de toutes pièces dans la maison avec des fruits secs, et il faut goûter ces produits que l'hygiène condamne et que l'industrie devrait mettre moins d'ardeur à répandre, pour se rendre compte de l'effet qu'ils peuvent produire sur l'estomac.

Les plus éloignés des chantiers, et il en est encore un assez grand nombre, apportent avec eux leur repas ; quand l'heure a sonné, quittant le travail, les mains souillées de poussière ou de boue, l'été le corps couvert de sueur, l'hiver sans abri, ils s'installent de leur mieux et font leur repas, solitaires et exposés à toutes les injures du temps ou de la saison.

Le tabac ne joue qu'un rôle secondaire ici, et je n'en parle que pour mémoire, car si tous les ouvriers à peu près fument, les accidents produits par le tabac ne m'ont jamais paru sensibles et le travail en plein air modifie certainement beaucoup les effets fâcheux des vapeurs nicotiques et par conséquent de l'intoxication.

A ces considérations générales sur les habitudes et l'hygiène des ouvriers, il nous faut ajouter, comme ayant une réelle importance, la négligence et l'oubli de tout soin corporel.

Les vêtements de travail sont pour beaucoup les seuls en usage, quel que soit leur degré de souillure ou de délâbrement, et soit effet d'habitude, soit tout autre raison, c'est à grand'peine que les dimanches et jours chômés une toilette véritable vient prendre la place de cette défroque, respectable sans doute, mais souillée de mille manières. Cette observation n'a rien d'absolu, à coup sûr, et suivant les circonstances surtout de logement, d'habitude, ces soins d'entretien varient absolument. Je ne fais qu'indiquer un trait général, bien entendu.

Quant aux soins corporels : bains, ablutions, etc., ils sont absolument oubliés et, il faut l'avouer, les moyens matériels font ici complétement défaut. Dans nos pays, comme ailleurs, les bains et lavoirs publics n'existent pas, et dès lors, il faut avoir recours aux seuls établissements industriels existants et l'élévation des prix éloigne ceux-là même qui y songent et à plus forte raison ceux qui par tempérament ou par habitude sont sans souci de ce côté.

Les grandes industries permanentes ont su créer pour l'ouvrier des ressources infiniment précieuses qui pour l'ouvrier des grands travaux n'existent pas. Ici pas d'eau chaude des machines qu'on pourrait utiliser pour des lavoirs ou des bains de propreté, pas d'installation possible à cet égard. Tout est mobile dans ces vastes ateliers comprenant de grandes surfaces de terrains et les machines y ont comme les hommes la même instabilité, aussi ont-elles des dispositions qui ne les prêtent à aucun service autre que celui pour lequel elles sont installées.

L'ouvrier des grands chantiers est donc hygiéniquement et moralement dans des conditions certainement plus mauvaises que celles que rencontre l'ouvrier des grandes industries. En compensation, il travaille au grand air et est exempt de toutes les causes d'insalubrité et d'intoxication qui rendent très souvent le travail industriel fâcheux et même funeste. Cela est vrai et il serait injuste de ne pas reconnaître que dans bien des cas et dans bon nombre de travaux, cette condition du travail est réellement bonne. Mais il ne convient pas de pousser au-delà de raison cette indemnité souvent réelle du travail en plein air. Suivant les localités ou l'espèce de travaux, les choses se compliquent étrangement et ne font plus qu'ajouter aux influences déjà fâcheuses de la vie ordinaire de l'ouvrier.

Les démarches faites d'un côté par le Dr Gibert, de l'autre par le Ministre lui-même justifient mieux que toute autre assertion cette nocuité fâcheuse et appellent l'attention des hygiénistes.

Et, pour ne parler surtout que de ceux auxquels le Ministre fait allusion et qui intéressent spécialement nos côtes, les grands travaux de creusement de canaux et de bassins placent les ouvriers en présence de conditions très défavorables : le travail dans l'eau et la terre humide, le maniement de déblais vaseux, les changements de température, les miasmes enfin qui se dégagent de certains terrains.

Cette dernière cause surtout est en ce moment l'objet des préoccupations les plus légitimes et mérite évidemment l'attention. Nous y reviendrons plus tard en examinant la question des maladies qui sévissent sur les ouvriers.

II

Des maladies et accidents occasionnés par les travaux. – Considérations relatives au port en eaux profondes de la Mare à la Besse.

J'ai dit que, placé dans des conditions à observer personnellement les diverses circonstances sanitaires de quelques grands travaux entrepris à différentes époques près de la Rochelle, je pouvais parler de ce que j'avais observé. Je restreindrai cependant, pour plus de rigueur, mon examen aux travaux récents, encore en cours d'exécution et destinés à relier les bassins à flot au canal de Niort. Ces travaux comportent une tranchée mettant en communication le bassin extérieur avec le bassin d'arrivée du canal de la Rochelle à Marans. Il a fallu creuser sous les murs de la ville (front sud) dans des vases maritimes sur lesquelles se déversaient des égoûts, afin d'y établir des murs de quai. Les fondations ont nécessité l'enfoncement de pieux (1500) le sous-sol argileux n'offrant pas assez de résistance, les déblais ont occasionné des épuisements considérables, vu le voisinage des eaux de mer. Ces travaux estimés 1,050,000 francs ont été adjugés en 1879 et commencés vers le milieu de l'année. Chargé du service médical à la fin de l'année 1879, j'ai pris note de tous les cas de maladies et des accidents survenus depuis cette époque jusqu'à présent (*). Je puis donc avec cette observation préjuger de l'état sanitaire du grand chantier qui va s'ouvrir sur un autre point de notre territoire et dans des conditions bien plus grandioses, je veux parler de l'établissement d'un port en eaux profondes à la Mare à la Besse, à 4 kilomètres de la Rochelle (côté ouest), projet voté par les Chambres et dont les travaux de terrassement ont été déjà adjugés, soit une somme de 6,000,000.

Une certaine similitude des travaux permet de pressentir, étant données les conditions particulières des lieux et des terrains, quelles seront les conditions sanitaires des ouvriers employés à ces travaux.

J'ai dû d'abord relever avec soin le nombre des ouvriers employés aux chantiers pendant le temps de mon observation et l'entreprise m'a fourni ce relevé exact, pris sur les feuilles de paye.

Voici cet état par mois et par espéce d'ouvriers :

(*) Avril 1881. Les travaux seront certainement achevés en 1882.

Ouvriers employés par l'entreprise Neveu (canal de Marans) du 1er novembre 1879 au 1er avril 1881 (*)

	1879		1880												1881		
	Novembre.	Décembre.	Janvier.	Février.	Mars.	Avril.	Mai.	Juin.	Juillet.	Août.	Septembre.	Octobre.	Novembre.	Décembre.	Janvier.	Février.	Mars.
Terrassiers et Manœuvres.	175	174	114	262	175	289	257	251	239	148	135	103	105	96	66	137	142
Carriers.						12	13	10	10	19	17	17	3	3	15	15	15
Sonnettes.										9	9	9	14	18	15	15	13
Tailleurs de pierres.	30	20	11	25	7	8	31	23	17	22	21	20	31	41	34	34	25
Maçons.	17	17		24	31	51	39	35	52	36	25	39	44	23	21	19	30
Charpentiers	6	5	8	7	5	6	4	3	8	9	7	8	6	5	8	5	7
Menuisiers	4	4	5	5	4	7	4	2	3	3	3	3	4	4	4	4	6
Forgerons.	4	5	6	4	3	4	4	6	4	4	6	7	9	6	8	7	6
Charrons.	4	4	2	2	2	3	3	3	3	4	3	3	4	5	5	3	3
Divers.	18	17	15	9	15	18	15	17	17	17	17	20	19	17	17	17	17
TOTAUX.	258	246	161	338	242	398	370	350	353	271	243	219	229	220	193	256	254

(*) J'avais arrêté à cette date mes relevés, ayant commencé ce travail à cette époque ; depuis les choses se sont maintenues sans apporter de modifications à mes conclusions et à mes observations antérieures. Les travaux de terrassements importants étaient du reste très avancés à cette époque et il ne restait surtout à faire que des travaux de maçonnerie.

Soit en moyenne pour cette période de 17 mois 270, 6 ouvriers par mois et dont la plus grande partie appartient comme on le voit aux ouvriers terrassiers; les différents corps d'état, sauf les maçons et tailleurs de pierres, ne jouent dans ces sortes de travaux qu'un rôle secondaire.

Le relevé des cas de maladie pendant cette période de dix-sept mois nous donne les résultats suivants que nous allons examiner afin de répondre à une indication très utile en matière de travaux publics. J'ai, d'après les conditions de gravité et par conséquent de temps de chômage, séparé les affections chirurgicales ainsi que les accidents, des affections médicales ou internes et d'une provenance toute différente. Cette distinction est absolument nécessaire si l'on veut se rendre compte des affections nées sous l'influence fâcheuse du sol ou des travaux et aussi de la résistance même de l'ouvrier. En même temps j'ai séparé les affections graves de celles légères ne pouvant entraîner soit pour l'homme soit pour l'entreprise aucun autre désagrément qu'une légère interruption de travail, réservant pour les affections graves celles qui pouvaient occasionner soit la mort même du malade, soit la cessation complète du travail ou, dans d'autres cas, des indemnités de la part de l'entreprise.

J'ai dû enfin relever à part les cas de fièvre intermittente bien constatée et d'origine paludéenne, cette affection étant, avant toutes, celle qu'on redoute le plus et qui dans un pays, dont la réputation est heureusement surfaite à ce point de vue, doit être étudiée avec soin.

État des malades depuis le 19 novembre 1879 jusqu'au 1er avril 1881.

MOIS	ACCIDENTS légers	ACCIDENTS graves.	MALADIES légères.	MALADIES graves.	FIÈVRES intermittentes	TOTAL	
Novembre 1879.....	16		12		1	29	
Décembre id......	14	1	9	1	1	26	
Janvier 1880.....	9		26		2	37	
Février id......	9	1	11	1	1	23	
Mars id......	7	1	11		3	22	
Avril id......	4		16	1		21	
Mai id......	11		15		2	28	
Juin id......	6	1	18		1	26	
Juillet id......	11	1	11		2	25	Moyenne 21,8
Août id......	10		10			20	
Septembre id......	11	1	15		2	29	
Octobre id......	10		3		1	14	
Novembre id......	7	1	3			11	
Décembre id......	7	1	4		1	13	
Janvier 1881.....	4		6			10	
Février id......	8	1	7		1	17	
Mars id......	6		12		2	20	
	150	9	189	3	20		
	159		212			371	

Du dépouillement auquel nous venons de nous livrer, il ressort que dans cette période de dix-sept mois il y a eu en totalité 371 malades se décomposant en :

150 Accidents légers ou maladies chirurgicales légères.
9 Accidents graves ou maladies chirurgicales graves.
189 Maladies internes légères.
3 Maladies internes graves.
20 Fièvres intermittentes.

Il nous faut rapprocher ces résultats des chiffres composant la population ouvrière pendant cette même période, cette comparaison n'étant cependant à nos yeux qu'une source de renseignements et n'ayant pas la valeur absolue d'une statistique rigoureuse et portant sur un nombre étendu de faits.

Notre population moyenne de 270 ouvriers par mois nous fournit donc, on le voit, un nombre moyen de 21,8 malades par mois, soit 8 pour 100. Cette moyenne se décompose ainsi par ordre de maladies :

Affections chirurgicales et accidents légers..	8,8	21,8
Affections chirurgicales et accidents graves .	0,5	
Maladies internes légères	11,1	
Maladies internes graves..................	0,1	
Fièvres intermittentes....................	1,1	

Ainsi nous avons pu constater que le nombre des maladies dans les conditions de notre chantier était de 8 pour 100 se décomposant ainsi :

Affections chirurgicales et accidents légers..	3,2	pour 100.
Affections chirurgicales et accidents graves..	0,2	id.
Maladies internes légères................	4,1	id.
Maladies internes graves.................	0,04	id.
Fièvres intermittentes..................	0,37	id.

Un chantier de 1,000 ouvriers fournirait donc par mois :

Blessés légèrement................	32
Blessés gravement.................	2
Maladies légères..................	41
Maladies graves...................	0,4
Fièvres intermittentes............	3,7

Je dis que ce sont-là des conditions moyennes, bonnes, et fussions-nous arrivés à un résultat plus élevé, soit 10 pour 100, nous serions, je pense, dans les moyennes constatées dans ces sortes de travaux.

Ces résultats généraux connus, il nous faut encore voir quelles sont les influences particulières dont il est utile de s'occuper et dont il convient de bien connaître les effets.

Si nous rapprochons notre mouvement de malades des données fournies par l'observation météorologique et la constitution médicale du pays, nous trouvons en ce qui concerne les influences atmosphériques que le mouvement des malades s'accentue en décembre et janvier et, après avoir redescendu après les premières chaleurs, reprend avec les mois d'août et de septembre. Ce sont donc en définitive les influences saisonnières qui opèrent le plus sur cette population.

Observations météorologiques. — Commission départementale.

MOIS	NOMBRE des maladies.	TEMPÉRATURE moyenne.	PRESSION barométrique moyenne.	JOURS de pluie.	PLUIE tombée.
1879 Novembre	29	5,15	763,8	5	m/m 19,00
— Décembre	26	4,02	768,6	3	19,75
1880 Janvier..........	37	1,50	768,5	4	6,50
— Février...........	23	7,53	759,6	9	40,25
— Mars.............	22	10,94	761,8	4	14,50
— Avril.............	21	11,05	757,3	16	79,50
— Mai..............	28	14,88	759,6	3	5,75
— Juin	26	17,35	759,5	13	110,75
— Juillet............	25	20,80	760,8	3	11,25
— Août.............	20	20,80	759,3	8	64,50
— Septembre........	29	19,74	761,7	8	53,00
— Octobre	14	12,77	757,7	12	114,25
— Novembre	11	7,67	762,5	18	84,50
— Décembre	13	8,62	764,8	17	93,00
1881 Janvier..........	10	1,50	756,4	11	50,00
— Février...........	17	8,63	757,4	12	48,00
— Mars.............	20	10,43	760,0	4	23,00

Ajoutons que ces influences n'ont présenté rien de particulier à signaler et que nous avons retrouvé seulement chez nos malades les maladies régnant alors dans notre pays.

La constitution médicale de 1881, les rapports des médecins des épidémies en font foi, nous a donné pendant l'hiver 1880 en outre des affections pulmonaires, des grippes et des rougeoles, et cette constitution médicale semble avoir appartenu sinon à toute la région, du moins à un grand nombre de villes. Un grand nombre de personnes ont été malades, sans que ces affections aient offert de gravité.

Les mois de juin et juillet ont vu paraître des cholérines et des diarrhées ainsi que septembre, affections très fréquentes dans les chantiers pendant les chaleurs et qu'on ne retrouve pas dans la même proportion assurément dans la population ouvrière des villes. Elle est certainement augmentée par les excès de boissons de mauvaise qualité que les ouvriers ingurgitent pendant ou après le travail.

Après ces considérations générales, entrons dans quelques détails. Les deux gros groupes de maladies sont ; 1° les accidents ou maladies chirurgicales légères, 2° les maladies légères ; ces dernières l'emportent sur les premières. Cette proportion deviendrait très sensible si l'on comptait seulement tous les accidents d'un côté et de l'autre toutes les affections non accidentelles. C'est là une règle qu'on peut assurément poser et qui ne souffre certainement pas d'exception. Les accidents graves sont relativement rares aussi, et si j'en excepte les accidents qu'on pourrait considérer comme graves tels que fractures, larges plaies etc., il ne nous resterait qu'un très petit nombre de blessés ayant eu des pertes de membres par amputation ou conséquence de l'accident (ankylose), ou succombant à l'accident. La raison de ce fait me paraît résulter des conditions mêmes de nos chantiers dans les travaux publics.

La multiplicité des machines est un danger plus grand pour l'ouvrier, cela est vrai ; mais la surveillance plus assidue des entrepreneurs, des ingénieurs et la familiarisation de plus en plus étendue de l'ouvrier pour les machines font sensiblement diminuer les graves accidents résultant de leur emploi. On n'évite pas cependant les petits accidents très fréquents, dans tous les chantiers, contusions, plaies, écrasement des doigts, etc., dont la gravité peut être assez grande parfois, mais seulement d'une manière exceptionnelle.

Il est enfin un groupe de maladies que j'ai isolé à dessein et sur lequel je dois m'arrêter un moment. C'est la fièvre intermittente.

Dans les travaux de terrassement de la construction de la ligne des Charentes, j'avais constaté à plusieurs reprises, et surtout dans les travaux exécutés près des marais d'Angoulins, d'assez nombreux cas de fièvres intermittentes.

Dans les travaux actuels du canal de Niort, il était à craindre que la fièvre intermittente se fît aussi sentir, il y avait à enlever pour le creusement du bassin d'arrivée une quantité considérable de brie ou vase maritime, (70,000 mètres cubes) qui devait être portée sur différents points des travaux ou au-delà pour comblement de marais. Ces grands déplacements de vase maritime ont été exécutés pendant la période froide et humide et à peine desséchée par la chaleur, nous l'avons vue se couvrir au printemps, par portions, d'une végétation assez abondante. Or dans ces conditions qui étaient évidemment favorables et dont on ne peut que se louer, nous n'avons constaté que très peu de fièvres, vingt cas en dix-sept mois sur une population moyenne de deux cent soixante-dix ouvriers par mois, et encore ai-je pu me rendre compte que plusieurs parmi ceux atteints, avaient des récidives, la maladie ayant été contractée déjà dans d'autres pays.

Aussi l'on voit que notre région que l'on se réprésente toujours, au loin, comme décimée par la fièvre paludéenne, n'a aucune raison pour être ainsi accusée. En outre, il faut considérer que les vases maritimes en particulier ne présentent pas les dangers des vases des marais et il n'est pas besoin de rappeler le savant rapport du Dr Melier sur cette grave question des marais salants et dont beaucoup d'arguments trouveraient ici leur place. Il ne serait pas prudent cependant de tomber dans un excès contraire et de proclamer absolument innocente une terre semblable. La mer lui apporte seulement le sel, soit, mais que de substances organiques s'y trouvent aussi enfermées, et si à cela on ajoute les déchets d'égouts, qui dans notre cas particulier, étaient faciles à constater dans les vases remuées, on se sentira disposé à ne pas considérer cette vase argileuse, noirâtre quand elle est humide, grise quand elle est sèche, comme absolument innocente au point de vue de l'hygiène publique.

Donc, suivant les lieux et les circonstances spéciales, ces vases pourraient avoir des inconvénients, mais non pas ceux des vases de marais doux ou saumâtres qui produisent, eux, sûrement la fièvre intermittente, ce qui a été vérifié dans certains travaux, dans le département même.

L'examen auquel je viens de me livrer montre dans une certaine mesure quelle est la part d'influence nocive des vases maritimes dans les travaux de cette nature. Cette influence presque insensible pour les ouvriers du chantier , est encore moins appréciable sur les populations habitant dans le voisinage du chantier. Je n'ai pas eu à constater dans un rayon rapproché des travaux, d'affections particulières pouvant être dues à la nature même de ces travaux. Je n'ai pas entendu dire non plus par mes confrères qu'il ait été observé rien de semblable.

A une certaine époque, seulement, et pendant que les vases humides étaient à découvert, il y a eu des émanations fétides et désagréables , et au même moment je constatais plus de malades que d'habitude dans ce voisinage, mais sans que les maladies eussent rien de spécifique. En tous cas , le fait n'a pas été assez sensible pour être vraiment rapporté , c'est plutôt une impression qu'autre chose.

Ainsi l'innocuité des travaux pratiqués surtout sur des vases maritimes , a donc été complète pour nos ouvriers et pour les habitants placés près des travaux et, nous n'avons en définitive constaté que des maladies saisonnières et la constitution médicale n'a rien révélé de spécial.

Il nous sera permis, tout en constatant ce résultat, de rechercher s'il en sera de même pour les travaux qui vont s'exécuter à l'ouest de la Rochelle, à la Mare à la Besse et qui bien plus importants pourraient avoir sur la santé publique quelque influence.

Un pareil examen ne peut prétendre, il est vrai, à aucune rigueur et commande la plus grande réserve. Mais quelque incertain qu'il soit, il peut ne pas être inutile à quelques-uns.

Il va être creusé un grand bassin en eaux profondes à 4 kilomètres ouest de la ville de la Rochelle, dans une dépression de terrain qu'on appelle la Mare à la Besse. Déjà les travaux sont commencés et on espère que dans cinq ou six années au maximum ce port sera ouvert à la grande navigation. Le terrain en cet endroit était cultivé, planté de vignes ; en le creusant, on rencontre, au-dessous de la couche arable, la banche calcaire et plus profondément le banc bleu argileux. Ce lieu a été autrefois habité, on le suppose, quoiqu'il règne à ce sujet quelque incertitude ; mais les hauteurs l'étaient sûrement et les dépressions voisines devaient servir de ports et d'écluses de pêche à nos ancêtres les plus éloignés.

Des recherches de M. Albert Fournier (*) il semble résulter même que cette partie du terrain ne jouissait pas d'une bonne réputation puisqu'on l'appelait alors *Concha putrida*. Mais ajoutons que nous ignorons aujourd'hui quelles raisons pouvaient justifier à 800 ans

---

(*) Notice lue à la séance publique de l'Académie de la Rochelle, 1881.

de date cette dénomination fâcheuse et que l'on ne sait absolument rien de la cause de cette appellation et de l'état sanitaire bon ou mauvais de ce temps-là. Si loin que l'on remonte dans les ouvrages concernant le pays, on ne trouve pas trace de maladies épidémiques ou pestilentielles et plus près de nous, il n'existe aucune preuve d'une nocuité spéciale liée au sol. Ces dépressions de terrains étaient évidemment envahies par la mer, inondées par les eaux pluviales et constituaient des marais qui ont été plus tard desséchés et cultivés en grande partie.

Dans les villages ou habitations avoisinant aujourd'hui cette portion du territoire, on n'a pas constaté d'endémie quelconque, et la population y est saine, bien venue et dans d'excellentes conditions de santé. La fièvre intermittente y est absolument rare et s'y montre comme ailleurs selon les influences saisonnières.

Rien n'autorise donc à supposer que les terrains où vont être entrepris les travaux soient de nature à produire des affections palustres. C'est donc là une garantie sérieuse pour les ouvriers appelés à exécuter ces travaux et aussi pour les populations placées à proximité des chantiers.

Mais il ne faut pas perdre de vue que l'infection marécageuse n'est pas cependant la seule à redouter. Dans un travail récent, M. Tommasi disait: *le miasme paludéen est un préjugé*, et tous les auteurs qui se sont occupés dans ces derniers temps de cette intéressante question sont arrivés à cette même conclusion tout en lui donnant d'autres formules. M. Léon

Colin explique d'une manière nette et magistrale dans son *Traité des fièvres* ce qu'est l'*intoxication tellurique* et rappelle comment elle a pu naître sous la forme même de graves épidémies, lors des grands travaux de terrassement des chemins de fer, « travaux » exécutés pour la plupart dans des pays secs, mais » dont le premier résultat était de mettre au contact » de l'air atmosphérique des masses de terre qui » n'avaient rien produit depuis longtemps. » Pour lui, « la fièvre est causée avant tout par la puissance » végétative du sol quand cette puissance n'est pas » mise en action, quand elle n'est pas épuisée par » une quantité de plantes suffisantes pour l'absor- » ber. » Bien que cette opinion sur l'étiologie de la fièvre ne soit pas la seule ayant cours et que la spécificité ait des adeptes nombreux; l'autorité du savant professeur du Val-de-Grâce permet, en attendant que les preuves soient faites sur cette difficile question d'étiologie, que nous examinions au point de vue de notre contrée ce que ses observations lui ont fait formuler d'une manière si nette.

Tout le terrain environnant notre port futur était jadis boisé, les auteurs le déclarent, les appellations données à certains endroits le prouvent; le sol avait donc une puissance végétative considérable. Les bois ont disparu, la culture y a apporté la vigne, les prairies. A-t-elle été suffisante pour épuiser cette puissance végétative des temps reculés? Et n'avons-nous rien à redouter de ce chef? Telle est la question difficile à résoudre maintenant et dont il nous faut remettre la solution à plus tard. Faut-il avoir quelque inquiétude? Peut-être! « Nous nous empressons de reconnaître, dit M. L. Colin, que les terrains riches en » matière organique seront de tous les plus à craindre » lorsque après avoir été longtemps soustraits au contact atmosphérique, ils seront brusquement mis à » découvert.

» C'est pour cela que les terrains d'alluvion sont si » dangereux, presque inabordables à la culture dans » les pays chauds; telles sont les plages maritimes » de l'Asie méridionale, de l'Afrique et de l'Amérique » centrale ; tels sont les deltas des grands fleuves » dans ces mêmes régions; telles sont les plaines et » les vallées encaissées par des ceintures de montagnes abruptes au fond desquelles s'accumule une » quantité considérable de terres d'alluvion d'une » richesse énorme de production; telles sont même » sur le littoral méditerranéen, les plaines basses » resserrées entre la mer et des chaînes de montagnes qui, sous l'action des pluies, fournissent à » ces plaines des masses de détritus organiques. »

Mais étant donnée l'exactitude absolue de cette assertion, il y aurait à admettre des différences notables dans diverses localités et selon la richesse organique présumée; notre terrain peu accidenté, sa culture déjà ancienne et générale, nécessitant peu d'engrais, nous permettent d'éloigner tout ce qu'aurait d'excessif et de fâcheux pour nous l'opinion de M. Léon Colin.

Des considérations générales que nous venons d'exposer, il résulte que nous n'avons pas à redouter plus que de raison l'influence fâcheuse de la fièvre intermittente, et bien qu'elle soit possible, et dans une certaine mesure inévitable, rien ne nous autorise à prévoir qu'elle sera grave et demandera des mesures spéciales.

Mais dans nos pays, ce n'est pas la seule influence tellurique dont il faille s'inquiéter. On a remarqué, et ici il n'est pas possible de recourir à des renseignements authentiques et d'une rigueur statistique incontestable, on a remarqué, dis-je, dans notre ville, à certaines époques coïncidant avec des travaux plus ou moins considérables de terrassements que la fièvre typhoïde avec des formes et une énergie variables, sévissait sinon d'une manière épidémique, du moins avec une intensité plus grande qu'en tout autre temps. En d'autres termes, l'intoxication tellurique aurait produit dans notre ville non pas seulement des fièvres intermittentes, mais encore des fièvres typhoïdes et ces affections se seraient fait sentir plus vivement dans la ville même que sur les points où s'effectuaient les travaux. Pareil fait aurait été constaté aussi à Rochefort ; mais je n'oserais invoquer à ce propos aucun témoignage, mes souvenirs pouvant être indécis ou infidèles.

Cette coïncidence n'est pas sans avoir un sérieux intérêt. A l'heure présente, l'étiologie de la fièvre typhoïde est trop surveillée pour que de telles circonstances ne soient pas sérieusement étudiées ; mais il y a quelques années, il n'en était pas tout à fait ainsi et une observation moins scrupuleuse a laissé échapper de précieuses occasions d'enseignement.

L'incertitude d'une pareille assertion doit évidemment rendre circonspect et peut-être me serais-je abstenu de la faire connaître, si je n'avais retrouvé dans le Traité des fièvres que j'ai déjà cité, de M. Colin, des faits prouvant d'une façon péremptoire que la fièvre intermittente et la fièvre typhoïde peuvent naître simultanément sous l'influence de la même cause telluriqne.

« Nous croyons que de nouvelles observations » viendront confirmer les nôtres, qu'en reconnaissant » la connexité réelle de ces deux affections, on se » rendra compte enfin des motifs bien réels d'hésita- » tion où se trouve à chaque retour de l'été, en » Algérie comme en Italie, le médecin qui cherche » à distinguer une rémittente pernicieuse d'une fièvre » typhoïde. Les médecins du midi de la France ont » donné le nom de *fièvres de campagne* à ces associa- » tions morbides de la fièvre typhoide et des fièvres » palustres, comme on en a constaté un grand » nombre l'an dernier dans leur pays, au camp de » Lannemezan (*); pour que ces prétendues asso- » ciations se reproduisent ainsi périodiquement à » l'époque où dominent les influences telluriques, il » faut qu'il y ait autre chose que coïncidence de deux » affections différentes et que de l'une à l'autre il » existe une filiation analogue à celle que nous avons » démontrée. » (**)

L'autorité d'un épidémiologiste aussi exercé que

(*) Philippe. — *Rapport médical sur le camp de Lannemezan, in-Recueil de méd. mil.* 1869.

(**) L. Colin. — Traité des fièvres intermittentes, p. 289.

M. Colin, me permet donc de reproduire l'observation faite par des praticiens sérieux et qui assurent avoir constaté cette coïncidence à certaines époques dans la ville même de la Rochelle.

Cette coïncidence, ai-je dit, a un sérieux intérêt, et, en effet, si de nos travaux futurs naissent des fièvres intermittentes, elles séviront surtout sur la population voisine des chantiers et les ouvriers eux-mêmes; les vents d'ouest et de nord-ouest pourront nous l'amener sans contredit jusqu'à nos portes, mais dans la période estivale ces vents sont moins fréquents et nous avons pour nous protéger dans une certaine mesure les mouvements réguliers des brises de terre et de mer, qui à cette saison balayent sur nos côtes l'atmosphère et la purifient. Nous n'avons enfin rien à redouter pour elles de la contagion. Il n'en est plus de même de la fièvre typhoïde et son apparition, si elle était constatée, créerait donc un danger non plus seulement pour les agglomérations d'ouvriers et les habitations voisines des chantiers, mais encore pour la population urbaine plus éloignée, souvent mieux disposée que tout autre à recevoir l'affection typhique.

Sans nous y arrêter davantage, nous devions signaler le fait puisqu'il est possible et qu'à dire toute la vérité, nous pensons probable.

Hors ces deux affections et avec les réserves que l'expérience des faits acquis nous doit faire admettre, nous pouvons donc établir en ce qui regarde les travaux du port futur que les affections saisonnières frapperont surtout, dans notre pays, les ouvriers du chantier, et cela dans la proportion que nous avons établie précédemment ; qu'en outre, on pourra redouter la fièvre intermittente et la fièvre typhoïde, la première à la période estivale dans la population des chantiers et des environs, la seconde en tenant compte des lois formulées par M. E. Besnier, après cette période et dans la population urbaine aussi bien que dans celle suburbaine.

Suivant les circonstances, naîtront évidemment des nécessités hygiéniques différentes sur lesquelles nous aurons à revenir plus tard.

III

Du service médical. – Son importance. – Des assurances et des secours.

En exposant aussi brièvement que possible les origines et le genre de vie des ouvriers des grands chantiers, j'ai fait entrevoir en même temps combien l'hygiène privée était peu de chose dans la vie de ces travailleurs. Il serait plus exact de dire que non-seulement pour eux ces lois de l'hygiène n'existent pas, qu'ils les ignorent absolument, mais qu'en outre ils les bravent tous les jours et de mille façons. Ce genre de vie leur est certainement préjudiciable ; car les maladies saisonnières, loin de les épargner, les frappent, nous l'avons vu, avec plus de force. Vienne une affection épidémique, vienne une influence septique et ils en subissent promptement les effets fâcheux.

L'hygiène privée pour eux est donc déplorable et nulle. Le fait n'est pas à démontrer. Quels moyens pourrait-on employer pour modifier une pareille situation? Il n'en est guère. En dehors du travail, ces hommes n'appartiennent qu'à eux-mêmes et la modicité de leurs ressources, leur pauvreté même les privent de tous les moyens de corriger utilement les fautes hygiéniques de leur existence. C'est là un malheur social qu'on peut signaler, mais non modifier aisément. Dans l'industrie fixe, là où peuvent exister entre l'ouvrier et le patron des attaches solides, on peut par d'utiles créations adoucir les mauvaises conditions sanitaires de l'ouvrier et en France, sans compter Mulhouse, on pourrait citer bon nombre d'industries où la vie sociale et hygiénique de l'ouvrier a été intelligemment améliorée. Mais le chantier mobile ne peut comporter ce progrès.

On y a prévu cependant le secours en cas d'accidents ou de maladies, et le réglement ministériel du 15 décembre 1848 contient à cet égard des dispositions toujours appliquées. L'arrêté ministériel du 16 novembre 1866 stipule aussi qu'une retenue de un centième sera faite sur les sommes dues aux entrepreneurs à l'effet d'assurer le service médical et le paiement des secours.

Ce service médical et le paiement des secours ne sauraient s'étendre aux améliorations nécessaires dans l'hygiène privée de l'ouvrier et nous n'entendons pas y faire ici allusion ; mais en est-il de même des mesures qui pourraient être appliquées collectivement en présence de certaines endémies locales, nées soit des circonstances mêmes du terrain, soit des travaux eux-mêmes.

Dans les travaux de creusement d'un port ou d'un bassin, des équipes nombreuses vont travailler non-seulement dans la terre humide, mais encore dans l'eau et cela pendant des heures entières. Les équipes peuvent se relayer, soit; mais cela enlève-t-il à la nature même des travaux les dangers qui y sont attachés et aux conditions mauvaises qu'y trouveront les ouvriers. Des moyens de protection pourraient être prescrits sans nuire au travail et aux intérêts des entrepreneurs, et il me semble juste de poser en principe que dans l'outillage d'une grande entreprise une part pourrait être faite aux vêtements protecteurs, bottes, sabots, etc.

Dans un autre ordre d'idées et répondant à d'autres besoins soit pour corriger les fâcheux effets des effluves marécageuses, soit pour empêcher les dérangements intestinaux produits par les ingestions intempestives d'eau et de boissons mauvaises, il pourrait être fait des distributions spéciales et éminemment salutaires.

C'est là, une forme d'hygiène privée qui s'impose véritablement. Un conseil autorisé est donc nécessaire pour ces sortes de prescriptions et il sera facile de le trouver dans le personnel médical quelque minime qu'il soit dans un chantier.

Le service médical pourrait donc à la rigueur jouer un rôle dans les conditions générales d'hygiène d'un chantier et cela seul suffirait pour justifier de sa nécessité. Mais il devient surtout indispensable pour les éventualités nées du travail, c'est-à-dire l'accident ou la maladie. Aussi dans tout chantier de quelque importance, l'entrepreneur choisit un médecin chargé du service de l'entreprise et qui moyennant des honoraires convenus, doit ses soins aux hommes blessés ou malades.

Par ces dispositions, l'ouvrier est assuré de secours en cas de maladie, et pour fournir aux nécessités de cette garantie, l'entrepreneur fait sur le salaire une retenue variable de 2 à 2,50 pour 100. Cette assurance collective dont l'entrepreneur devient ainsi l'agent responsable a des avantages trop réels pour qu'il puisse venir à l'idée de modifier un tel état de choses.

Il faut seulement établir la part de chacun. Pour l'entrepreneur, la mission de suffire aux secours qui comprennent évidemment l'indemnité de chômage, le médecin, le pharmacien, et dans les cas de perte de membre ou de décès par accident un secours déterminé ; pour l'ouvrier, la retenue sur le salaire. Cette retenue n'est pas certainement exagérée pour pourvoir à toutes les charges incombant à l'entrepreneur pour ce service, et cependant elle est encore sensible pour l'ouvrier. On en jugera en pensant qu'un salaire moyen de 100 francs par mois fait verser 30 francs par an par un ouvrier de grand chantier qui, dans une société de secours mutuels, par exemple, verserait moins que cette somme pour les mêmes avantages promis. Ce contrat volontairement accepté par l'ouvrier et l'entrepreneur est absolument équitable et n'a rien d'excessif de part et d'autre.

Dans de telles conditions, l'entrepreneur a un

intérêt évident, et ce n'est pas là ce qui me semble fâcheux, à ce que la santé de ses ouvriers soit bonne ; aussi sa sollicitude peut s'étendre au-delà des maladies déclarées, dans l'intérêt des hommes d'abord, et aussi pour ménager ses ressources financières en cas de maladies ; les mesures d'hygiène collective dont je parlais à l'instant peuvent trouver chez lui une exécution facile, et éclairé sur leur urgence, il les applique sans hésitation. C'est ce que j'ai vu faire par exemple lors de la construction de la ligne ferrée dont j'ai parlé pendant les travaux exécutés dans les marais et dans la crainte des fièvres paludéennes. C'est ce qui se fait certainement ailleurs, partout où des entrepreneurs consciencieux ont à lutter contre des influences fâcheuses ou des circonstances mauvaises.

Le fait est donc général, et il ne conviendrait peut-être pas de s'y arrêter si les conditions de l'industrie financière n'étaient venu apporter quelques modifications à cette situation.

Il s'est créé, en effet, depuis quelques années, et il s'en crée encore tous les jours, des Compagnies financières qui prennent par un contrat spécial le lieu et la place de l'entrepreneur pour les risques de la maladie et de l'accident. Moyennant une prime porportionnelle au nombre des ouvriers employés et équivalente à peu près à la retenue faite sur le salaire par l'entrepreneur, la Compagnie se charge des frais médicaux et des risques en cas d'accidents.

Cette combinaison n'est peut-être pas assez ancienne pour qu'on en puisse parfaitement préciser tous les avantages. Cependant on sait déjà que pour l'ouvrier les bénéfices sont certains en cas d'accidents graves entraînant la perte de membres par exemple : les sommes garanties par l'assurance sont en général plus élevées que celles données par l'entrepreneur. Mais si nous songeons à la proportion restreinte de ces cas nous estimerons en même temps que le bénéfice de l'assurance est singulièrement diminué par ce fait.

Dans les cas d'accidents légers, les avantages restent les mêmes que ceux assurés par l'entrepreneur dans son contrat avec l'ouvrier.

Pour les maladies il en est de même. En réalité, et dans la plus grande généralité des cas c'est donc une substitution à laquelle l'ouvrier peut demeurer indifférent, car elle ne lèse certainement aucun de ses intérêts.

Il faut cependant indiquer une circonstance qui tendrait à faire éloigner cette combinaison. Certaines Compagnies financières n'acceptent que les risques provenant d'accidents et non ceux provenant de maladies. La prime peut dans ce cas être moins forte et la retenue, par conséquent moins élevée. Mais si l'on consulte les probabilités et les faits, cette combinaison est assurément moins profitable à l'ouvrier qui a des chances bien plus considérables pour être atteint par la maladie plutôt que par l'accident et qui dès lors ne trouvera plus dans l'assurance le bénéfice qu'il eût rencontré dans l'entreprise seule.

En cas de maladie, l'assurance ne devant rien, l'ouvrier devrait avoir recours à l'administration faisant faire les travaux et, si c'est l'Etat, la retenue du centième pourrait y être employée. Mais aux termes du réglement il n'est question que des maladies *occasionnées* par les travaux, dès lors il faudra des formalités préalables pour établir cette relation nécessaire, et l'ouvrier renvoyé de l'un à l'autre devra se procurer des secours en attendant les décisions prises ; toutes ces circonstances rendront certainement le secours tardif et lui feront perdre de son utilité.

C'est là un des côtés de l'assurance qui mérite assurément l'attention et qui peut lui faire perdre de ses avantages.

Un des points encore de l'assurance à examiner, c'est le cas d'intervention nécessaire lors d'endémie particulière née des travaux et des lieux mêmes et nécessitant des secours préventifs et collectifs.

L'assurance entend-elle se substituer à l'entrepreneur et peut-elle le faire ? En thèse générale, elle ne veut point accepter cette charge et elle ne le peut guère.

L'assurance est une compagnie financière siégeant administrativement loin des chantiers, n'ayant sur les lieux qu'un représentant, agent purement financier, comptable de ses deniers, à qui elle ne peut donner, le plus souvent, mission d'engager ses fonds en dehors des cas prévus. Le médecin de l'agence, faiblement rétribué et pour un service parfaitement précisé, doit-il intervenir de sa propre initiative ? Il n'a là qu'une fonction modeste et éloignée dont il ne lui conviendra assurément pas de sortir.

L'assurance n'a donc guère les moyens d'agir utilement ! Peut-elle obéir à des injonctions qui lui seraient faites de ce chef par l'entreprise ? Certainement oui, si c'est dans son contrat, mais s'il n'y a rien d'écrit, elle peut s'y refuser. Et si cependant la chose est utile, et elle le sera souvent, elle incombera nécessairement à l'administration faisant exécuter des travaux, qui la fera faire d'office, soit par ses agents, soit par l'entrepreneur. La retenue prévue au cahier des charges y pourvoira.

Mais il faudrait dès lors qu'il y eût entre cette administration et le service médical des relations officielles qui n'existent pas et qu'il serait, il me semble, facile de régler.

L'entrepreneur lui-même, ou l'assurance qui s'y substitue, ayant la charge des soins médicaux, désigne un ou plusieurs médecins, suivant l'importance du chantier, pour le service médical ; ce médecin doit être agréé et reconnu par l'administration responsable des travaux (ville, département ou État). Dès lors, en échange d'une indemnité proportionnelle à l'importance du chantier, une surveillance générale de l'état sanitaire du chantier incombe au médecin qui doit à cette administration des rapports mensuels sur l'état sanitaire, des réponses aux questions qui peuvent lui être faites sur ce sujet et qui peut et doit l'informer de tous les faits de nature à l'intéresser de ce chef.

Cette situation régulière ne peut qu'avoir des avantages et assure à l'ouvrier et à l'entrepreneur toutes les garanties possibles ; elle a même pour l'intérêt public une grande utilité, si l'on veut bien songer que l'ouvrier des grands chantiers, par son agglomération, par ses conditions de vie, peut dans certains cas de maladies infectieuses créer pour les agglomérations humaines des dangers véritables et nécessiter des mesures prophylactiques rigoureuses.

Voilà un des côtés de la question sanitaire des grands chantiers qu'il ne me semble pas inutile de mettre en lumière, et l'on ne saurait contester que l'importance du service médical est sérieuse et qu'on y doit apporter une grande attention.

IV

De l'hygiène des ouvriers. – Règles à suivre. – Hygiène privée. – Collective. – Nécessité de l'intervention des conseils d'hygiène dans les grands travaux publics. – Conclusions.

Après avoir passé en revue les conditions sanitaires des ouvriers des grands chantiers et avoir exposé ce qu'elles pourraient présenter de particulier pour les travaux entrepris dans notre contrée, il est de toute nécessité de fixer les règles que l'hygiène impose ou conseille. C'est là, évidemment, qu'il faut en venir et c'est ce que veut savoir M. le Ministre dans la question qu'il pose à l'Académie de médecine.

Il est d'abord des règles générales qui découlent des considérations que nous avons exposées plus haut et sur lesquelles nous ne voulons pas nous arrêter longtemps. Elles peuvent s'appliquer partout. et n'ont rien de spécial.

L'absence d'hygiène privée, l'oubli de tous soins,

l'ignorance profonde de l'ouvrier sur ce point créent certainement un premier devoir. Mais deux graves obstacles se dressent et empêchent de lutter avec quelques chances de succès contre cette première difficulté. Il faudrait d'abord faire connaître à l'ouvrier ce qu'est l'hygiène privée et ce qu'elle a d'avantages pour lui, puis lui assurer les moyens matériels d'en profiter. Ces deux conditions sont presque irréalisables et partant il faut presque renoncer à toute amélioration de ce côté. Si cependant la philanthropie, l'intérêt humain bien entendu, primaient assez les intérêts divers mis en jeu dans ces grandes questions de travaux publics, il ne serait pas inutile de rechercher comment pourrait se réaliser ce difficile problème social. Je déclare néanmoins, tout d'abord et franchement, que je n'ai pas la prétention de formuler ici une solution. Mais à l'imitation de ce que font certaines sociétés évangéliques et en employant comme elles une inépuisable persévérance, ne pourrait-on pas former de vastes associations qui auraient pour but l'amélioration physique de l'homme comme d'autres poursuivent son perfectionnement moral ou religieux. Avec de puissants moyens d'action et une propagande infatigable, on arriverait peut-être à éclairer l'ouvrier pour tout ce qui touche à sa santé et à sa conservation ; cette ignorance vaincue, un premier pas, un grand serait fait pour obtenir davantage. Les créations hygiéniques, indispensables, bains, lavoirs, etc., auraient alors leur raison d'être et pourraient facilement, avec les progrès économiques d'à présent, devenir les accessoires nécessaires et obligés de toute entreprise et de tout grand chantier. Mais en dehors d'une action puissante, comme celle à laquelle je fais allusion, toute tentative personnelle serait inutile, tout effort serait vain. Laissons donc, en attendant mieux, l'hygiène privée de côté sans énumérer sans profit des règles condamnées par avance à n'être point suivies. L'hygiène collective ou générale a un intérêt plus immédiat; elle peut trouver son application, nous l'avons fait entrevoir, dans les grands chantiers suivant les cas et somme toute, c'est surtout celle-là que visent actuellement les administrateurs et les hygiénistes. Seulement nous ne pouvons que restreindre la question à notre contrée, l'étendre serait hors de notre sujet et de nos moyens.

Deux éléments principaux, nous l'avons vu, sont à considérer : l'influence saisonnière, l'influence tellurique.

La première peut être heureusement combattue à la condition que des hommes expérimentés et autorisés puissent faire entendre leurs avis au moment opportun et selon les cas. C'est dans le service médical de l'entreprise que l'on peut trouver les renseignements utiles suivant les circonstances morbides nées du milieu atmosphérique. Les affections broncho-pulmonaires, tributaires du froid, échappent plus que les autres à toute prophylaxie; car le travail en plein air ne permet qu'une protection imparfaite, celle par les vêtements, et le travail n'est guère facile avec des vêtements lourds et gênants. Les affections gastro-intestinales de la saison chaude peuvent être de beaucoup atténuées par l'usage modéré de boissons fraîches et de bonne qualité. Cette précaution sera certainement utile à la mare à la Besse, où dans la saison chaude l'eau comme boisson pourra ou faire défaut ou n'être pas toujours parfaite. Il sera donc nécessaire que ce service de distribution soit organisé pour éviter les affections intestinales qui, sans cela, ne manqueraient pas de se produire.

Mais nous n'aurons en réalité à redouter, comme influences saisonnières, rien de particulier, car notre climat tempéré, le voisinage de la côte et les brises de terre et de mer enlèvent au chantier actuel toute condition mauvaise, dont il faille à l'avance prévoir les funestes effets.

Reste l'influence tellurique dont il nous faut examiner les conditions spéciales.

Dans les maniements considérables de terres que comporte le creusement de ce bassin, nous avons à craindre, nous l'avons vu plus haut, l'intoxication tellurique et les fièvres.

Nous devons faire tout d'abord une part spéciale à cette sorte d'argile ou vase maritime appelée terre de brie et dont les dangers sont bien moins considérables qu'on le pourrait croire. Nous avons vu quelle avait été l'immunité des hommes employés à ces travaux de deblaiement et cependant, dans certaines portions recevant les égoûts, les vases maritimes pouvaient être plus riches que d'autres en matières organiques et par conséquent plus dangereuses. D'un autre côté, nous savons par expérience dans notre pays que la vase maritime n'offre par elle-même aucune insalubrité; cette vaste étendue de terrain au sud-ouest de la ville, qu'on appelle Marais perdu, reçoit depuis de nombreuses années les vases enlevées par le draguage du chenal et de l'avant-port, il en a été déjà versé des milliers de mètres cubes, et sur cette vase desséchée, envahie peu à peu par la végétation, l'industrie élève aujourd'hui des ateliers, il se crée des maisons, et dans peu il y aura à la place de la solitude d'autrefois, grâce à la vase maritime, une cité industrielle et active.

Seulement il convient d'observer que les vases maritimes, peu riches en matière organique, n'ont qu'une puissance végétative médiocre; dans ce marais perdu, de larges surfaces vaseuses, desséchées, restent quelquefois longtemps sans se recouvrir d'herbes, nous avons observé le fait souvent. Dans les déblais, au contraire, provenant du frond sud et imprégnés d'eaux d'égoûts, nous avons constaté qu'après les travaux d'hiver, à peine desséchées par l'évaporation et après avoir subi les premières chaleurs, ces vases ont produit une végétation abondante et vigoureuse. Il y aurait là un indice mesurant leur richesse organique et peut-être aussi leurs inconvénients. Mais comme cette indication est en même temps le meilleur et le plus sûr obstacle à leur danger, on peut, sans crainte, laisser ces vases maritimes, argileuses, largement exposées à l'air et se contenter de les laisser se dessécher. La végétation, tardive ou hâtive, sera la meilleure manière de les rendre tout-à-fait inoffensives en même temps qu'elle donnera la mesure de leur richesse organique.

Les terres d'une autre nature, alluvions récentes, calcaire friable, etc., ne présentent dans le cas qui nous occupe rien de plus grave chez nous qu'ailleurs.

Les sous-sols ont-ils gardé quelque insalubrité ? Nous l'ignorons et nous ne pouvons guère soupçonner quelle serait la nature et l'espèce de germes morbides qu'ils pourraient recéler. L'ennemi le plus probable est la fièvre intermittente ou mieux l'intoxication tellurique avec ses diverses manifestations. Les mesures à prendre à l'égard des déblais ont donc une grande importance, et d'après l'avis exprimé par M. Colin, relativement à la demande faite par le conseil d'hygiène du Havre, pour le canal de Tancarville et l'expérience acquise, elles peuvent se résumer, pour ce qui nous regarde, en deux propositions d'une exécution facile : disposition des déblais de manière à en permettre le dessèchement, et culture ou ensemencement des terres remuées.

Relativement aux ouvriers, si la fièvre se manifeste avec quelque intensité au moment des chaleurs, il conviendra d'éloigner rapidement du chantier les hommes atteints : le transport immédiat à l'hôpital sera de toute nécessité. Si l'endémie tellurique était grave, la suspension des travaux en juillet et août serait une excellente et utile mesure. De même à ce moment conviendra-t-il de faire distribuer le matin des boissons amères ou toniques, principalement aux équipes travaillant dans les parties les plus suspectes et éloigner de ces équiques les hommes les moins robustes et ceux déjà atteints de fièvres à d'autres époques.

Il y aurait encore à exercer une surveillance aussi complète que possible sur l'alimentation qui a besoin d'être, à ces moments-là, essentiellement reconstituante. En outre, l'apparition de fièvres continues à symptômes abdominaux et typhoïdes exigerait une surveillance particulière des hommes malades pour parer au danger de la contagion et des influences fâcheuses du logement.

Pour les populations riveraines, les mesures prises et pour le sol et pour les ouvriers sont de nature à éloigner toute inquiétude.

Telles sont, rapidement et sans entrer dans des détails inutiles, les considérations nées de l'étude hygiénique de nos travaux déjà faits et de ceux à faire. Il ne nous paraît pas superflu d'examiner ainsi par avance les conditions sanitaires que vont faire naître de grands travaux publics et nous sommes de ceux qui approuvons hautement la préoccupation du Ministre des travaux publics. L'intervention de l'hygiéne publique en ces matières est absolument légitime et personne, je pense, ne saurait en contester la valeur.

Une question, cependant, me paraît utile à poser à ce sujet ; elle n'a pas un caractère particulier, mais s'étend pour ainsi dire à tous les grands travaux publics et concerne la demande faite actuellement par le Ministre.

L'intervention de l'hygiène publique est nécessaire en matière de travaux publics, mais quand et à qui doit-on la réclamer ?

Le Ministre vient de prendre une détermination

qui semble répondre à la question. L'Académie est consultée sur un ensemble de travaux de même genre et il semble que l'avis collectif qu'elle émettra pourra suffire. Je ne partage pas ce sentiment et j'estime qu'en présence du programme vaste et varié de travaux préparé par M. de Freycinet, il y aurait mieux à faire au point de vue de l'hygiène publique.

Il n'est pas douteux en effet que, suivant les lieux, la nature des terrains, l'âge ancien ou récent des vases ou des alluvions maritimes, la présence ou l'absence d'égoûts, la plus ou moins grande quantité de matières animales y existant, les conditions sanitaires des ouvriers varieront à l'infini et avec elles aussi les chances d'infection générale de l'atmosphère et de contamination des populations voisines.

Les règles générales demeureront donc vagues; les cas particuliers, au contraire, pourront prendre une netteté et une précision infiniment désirables en pareille matière. Ici on redoutera la fièvre intermittente et il faudra agir en conséquence; là il n'en sera plus de même et la rigueur des prescriptions pourra s'adoucir. J'ai montré précisément que les vases maritimes n'étaient pas aussi redoutables qu'on le pourrait supposer. S'il s'agit de l'hygiène des ouvriers, cette hygiène sera absolument variable suivant les localités, l'alimentation, les boissons en usage, la température moyenne etc., toutes conditions qui ne peuvent être appréciées sûrement que par les personnes vivant dans le pays.

Ce n'est donc pas pour ces différentes raisons, à

des conseils éclairés sans doute, mais éloignés des travaux et auxquels par conséquent certaines notions locales peuvent faire défaut qu'il faut demander des avis.

Mais il est une institution en France absolument méconnue et qui pourrait rendre encore à ce sujet de grands services, si on en voulait tirer parti. Les conseils d'hygiène sont composés d'éléments divers, d'hommes de science et en même temps initiés à toutes les nécessités locales ; ils connaissent le pays, en savent les traditions, les habitudes ; l'histoire locale leur a enseigné bien des faits qui, à certains moments, trouvent leur importance. Ces conseils seraient absolument propres à résoudre la question d'hygiène et de salubrité qui se pose en présence de tout grand travail entrepris dans une localité. Un port ou un bassin va être creusé, un canal prolongé, un chemin de fer construit, ils pourront dire alors sûrement quels sont les dangers à redouter ici ou là, apprendre que tel coin du pays est bon, tel autre mauvais, etc., et prescrire les mesures à prendre ou éclairer l'administration compétente sur les probabilités sanitaires de telle ou telle entreprise.

Il semble que ce rôle ait été du reste dans la pensée du législateur en édictant le décret organique qui les concerne. Il est dit que pour les grands travaux ils pourront être consultés... Cette faculté n'est pas une obligation et on le comprend parce que tous les travaux publics n'ont pas les mêmes inconvénients pour la santé. L'édification d'un monument grandiose n'a pas d'émanations fâcheuses à faire redouter. Par conséquent on n'a pas voulu créer d'obligations. Mais cette obligation naît dès l'instant où la nature des travaux peut faire redouter quelque effet fâcheux et la faculté cesse pour faire place, il me semble, à un devoir. Si l'initiative des conseils était complète, ils seraient même des premiers certainement à s'émouvoir de ces grandes questions et n'auraient pas besoin d'attendre qu'on les consultât. Nous allons, par exemple, voir creuser un port en eaux profondes à quatre kilomètres de la ville, voilà trois ans au moins que la question est à l'étude, il en a fallu à peu près autant pour la jonction du canal de Niort à la mer. Or, pendant tout ce temps, nous l'avons vu, c'est le pays tout entier qui s'occupe de la question, la presse, les diverses administrations ; il n'est pas possible d'y demeurer indifférent et nul doute que, si dans de semblables circonstances l'hygiène publique avait quelque chose à redouter et que la question fût franchement posée par l'autorité compétente, il ne serait pas nécessaire d'attendre le dernier moment pour avoir un avis éclairé et utile.

J'insiste sur ce point, parce qu'on semble, en réclamant l'intervention des conseils d'hygiène, multiplier encore par une nouvelle difficulté les retards d'une affaire qui en amène déjà de nombreux pour arriver en général à maturité. Mais qui demande que les conseils d'hygiène soient saisis des devis et plans? qui pense qu'ils ont à les corriger et que par conséquent leur étude va prendre un temps précieux et retarder toute chose?

Le Ministre vient de donner une formule qui peut

à la rigueur servir de modèle en de semblables circonstances.

Ainsi un travail va s'accomplir dans une localité ; les études sont faites, les sondages, les métrés, les devis, tout est préparé. Les projets et devis adoptés par les conseils techniques. Quelques renseignements concernant le genre de travaux, leur importance peuvent être aisément consignés dans un rapport sommaire et adressé au conseil d'hygiène du lieu avec mission de répondre aux questions d'hygiène posées soit directement par l'administration, soit par le conseil lui-même. Ces réponses arriveront à temps pour que les ingénieurs, suivant les cas et les prévisions, puissent alors en parfaite connaissance de cause, inscrire dans leurs cahiers des charges telles ou telles obligations que l'entrepreneur devra subir et qu'il connaîtra et étudiera lui-même avant de faire ses prix.

Agir autrement, c'est évidemment créer des difficultés considérables, pour ne pas dire insurmontables, et l'explication donnée à ce sujet par l'honorable M. Colin, dans son rapport sur les travaux du Havre, d'après les déclarations de M. l'ingénieur en chef, est péremptoire. Tout travail adjugé ne permet plus de prescrire aucune obligation nouvelle à l'entrepreneur, et si l'administration pour une cause ou pour une autre intervient, les procès viennent en foule à la fin de l'entreprise comme conséquence de ces interventions non prévues. Le seul moyen d'éviter ces conflits, c'est de s'y prendre en temps utile.

Les conseils d'hygiène devraient donc être consultés pour tous les grands travaux publics en général et surtout pour tous ceux qui par leur nature peuvent présenter quelques inconvénients pour la santé publique ou pour celle des ouvriers employés dans les chantiers.

CONCLUSIONS.

Le travail que j'achève ne supporte guère de conclusions, en ce sens que d'accord avec ce que j'y ai développé, je pense que des conclusions générales ou des prescriptions étendues à la généralité des grands chantiers resteront vagues et indécises et perdent de ce fait de leur importance.

C'est pour chaque cas particulier qu'il me paraît utile de le faire.

Néanmoins je demanderai volontiers que toutes les fois que des travaux publics importants et de nature à présenter quelque danger pour la salubrité publique ou la santé des ouvriers seront entrepris, l'avis du conseil d'hygiène de l'arrondissement où seront exécutés les travaux ou celui du conseil départemental si les travaux intéressent plusieurs arrondissements, soit réclamé par l'administration compétente sur les questions d'hygiène publique que pourraient présenter ces travaux.

Les conseils pourraient encore suivant les cas être

de même consultés sur les prescriptions d'hygiène générale qui, suivant les localités, pourraient être prescrites aux entrepreneurs.

L'avis du conseil étant donné, l'adjudication faite, ce n'est plus le conseil d'hygiène qui doit intervenir, à moins qu'il n'en soit sollicité, mais bien le service médical de l'entreprise. C'est à lui qu'incombe le devoir des mesures d'hygiène concernant les ouvriers et les réglements ayant pour objet les services médicaux.

Pour cela, il convient que ce service, d'une réelle importance, soit constitué de telle façon que des rapports officiels et des liens étroits existent entre ce service et l'administration faisant exécuter les travaux et l'entreprise chargée de l'exécution.

Les retenues existantes me semblent suffisantes pour pourvoir à tous ces besoins, celle de 2,50 pour 100 sur les salaires des ouvriers pour les soins médicaux et les indemnités de chômage en cas de maladie ; celle de 1 pour 100 sur l'ensemble des travaux pour toutes les mesures collectives ou d'hygiène générale et les besoins spéciaux que les circonstances pourraient faire naître et que l'administration pourrait ordonner.

Les compagnies financières pourraient être admises à prendre la place de l'entrepreneur pour tout ce qui regarde le service médical, mais à la condition d'accepter la charge et la responsabilité entière et non pas seulement celle limitée aux accidents.

Dans ces conditions, la santé publique d'un côté, celle de l'ouvrier de l'autre, sont sauvegardées et garanties, et cette préoccupation légitime ne porte aucun obstacle à la réalisation de ce vaste programme de travaux publics si magnifiquement conçu, déjà en voie d'exécution et qui ne peut que grandir la richesse et la puissance nationales.

La Rochelle, Typ. de A. SIRET.